Séance 1

LES OUTILS INDISPENSABLES A LA NAISSANCE

Respiration et Détente

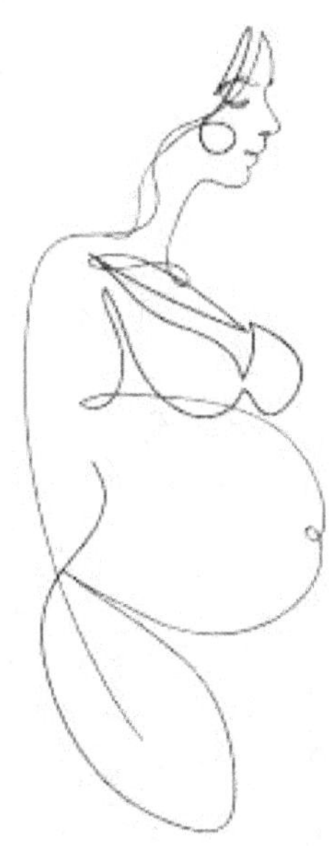

LES OUTILS INDISPENSABLES A LA NAISSANCE : Respiration et Détente

Sommaire

LES OUTILS INDISPENSABLES A LA NAISSANCE : Respiration et Détente

LES OUTILS INDISPENSABLES A LA NAISSANCE : Respiration et Détente

Avant-propos

Dans ce livre vous trouverez la première séance de préparation à la naissance et à la parentalité que je propose à mes patientes. Il réunit les explications théoriques et conseils pratiques que je transmets aux femmes enceintes et aux couples désireux de préparer la naissance, que le projet de naissance soit déjà très abouti ou bien encore abstrait, qu'on souhaite accoucher le plus naturellement possible ou bénéficier d'une prise en charge plus médicalisée, que cet enfant à naître soit le premier ou non,… Chaque séance fait l'objet d'un ouvrage détaillé.

Sage-femme en libéral et en maternité depuis 11 ans, la préparation que je propose est en évolution constante, au gré des interventions des patientes, de leurs retours d'expérience, de mes lectures, rencontres et nouvelles formations professionnelles. Ce document en va de même, il est amené à être corrigé, complété et remanié régulièrement. La quantité d'informations que je souhaiterais transmettre aux patientes est importante, et je ne parviens pas à aborder tous les sujets que j'ai préparés dans le temps imparti pour les sept séances classiques de préparation prises en charge par la sécurité sociale. C'est pourquoi je souhaite mettre à disposition par écrit mes connaissances et retours d'expérience sur le sujet de la naissance, avec un objectif principal, qui parait à première vue très simple, presque évident, mais qui constitue à mon avis le cœur de ce qui compte vraiment : **VIVRE la naissance et la parentalité débutante.**

LES OUTILS INDISPENSABLES A LA NAISSANCE : Respiration et Détente

ROLE DE LA PREPARATION

La préparation à la naissance, qu'elle soit débutée de manière précoce ou plus tardive, est un temps qui permet de se projeter dans l'avenir, la fin de grossesse, la naissance, l'arrivée du bébé.

Elle permet de découvrir et baliser les chemins qui nous attendent, en créant notre carte routière de l'accouchement, afin de pouvoir se repérer à chaque étape qui va être vécue, et de comprendre ce qu'implique ou non le chemin en train d'être emprunté. C'est notre boussole face à ce qui est imprévisible et qui parait échapper à notre contrôle.

C'est également un moment dédié à sa grossesse, et à l'arrivée de son enfant, une pause nécessaire à s'accorder dans cette vie trépidante dans laquelle on manque parfois de temps pour ralentir et réfléchir à ce qui nous attend, à ce que l'on souhaite, ce qui a du sens pour nous et ce qui compte vraiment.

Il existe autant de préparations à la naissance que de sages-femmes qui vous la proposent : chacune construit ses séances en fonction des messages qu'elle voudrait véhiculer. Il n'y a pas de bonne ou mauvaise préparation, il n'y a à mon avis qu'une multitude de manières d'aborder la naissance, teintées des différentes expériences, sensibilités et formations de chacune, pour que la multitude de femmes sur le point de donner la vie puisse trouver un abord qui leur correspond au mieux, un langage qui leur parle et qu'elles pourront s'approprier.

Ce document n'a pas vocation à remplacer la préparation à la naissance, que ce soit celle de mes collègues ou même celle que je propose, bien que cela puisse paraitre redondant. Rien ne vaut l'échange, la matérialisation de ce temps de pause dans un espace dédié, la démarche, la rencontre avec d'autres femmes

LES OUTILS INDISPENSABLES A LA NAISSANCE : Respiration et Détente

enceintes, leurs questions, l'interaction avec sa sage-femme, les questions plus personnelles, l'expérimentation et le ressenti, les digressions hors sujets et pourtant enrichissantes,... Ce document est une base pour remplir votre boîte à outils de la naissance.

BOITE A OUTILS

Je me représente la préparation que je propose comme un ensemble d'outils, qui vont vous être présentés, transmis, dont vous allez apprendre à vous servir, et qui prendront place dans votre boîte à outils. Ils viendront s'ajouter aux autres outils dont vous disposez déjà, ou que vous allez réunir durant votre grossesse : expériences personnelles, professionnelles, lectures diverses, témoignages, pratique de sports, relaxation,... A vous de la remplir avec ce qui vous parle, qui vous fait plaisir, et d'utiliser les moyens avec lesquels vous êtes à l'aise.

Lorsque vous en aurez besoin, comme un bricoleur face à une situation précise, vous chercherez dans votre boite à outils celui qui vous paraitra le plus adapté : vous avez besoin de visser quelque chose ? Certes, on doit pouvoir enfoncer une vis d'un bon coup de marteau, mais peut-être avez-vous à votre disposition un outil plus approprié ? Des tournevis ! Et vous allez tester ces tournevis, jusqu'à trouver celui qui présente la forme et la taille adaptées, afin de remplir son rôle de la manière la plus aisée. Il en va de même avec l'accouchement, et l'arrivée du bébé (cette position est difficilement supportable ? je passe en revue toutes celles que je peux imaginer pour trouver celle qui me permet de me soulager. Mon bébé pleure et je ne sais pas quoi faire ? Je teste les différentes possibilités jusqu'à trouver la réponse qui a l'air de le satisfaire). Avec la chance de bénéficier d'une grande aide pour les bricoleurs débutants : **votre corps et votre ressenti vous donneront des indications pour trouver l'outil**

adapté. Nous reviendrons à de nombreuses reprises sur le sujet dans les séances à venir.

Que peut-on déduire du principe de la boite à outils ?

- **Vous allez être les acteurs de votre accouchement, vous allez être les bâtisseurs de votre parentalité, et serez guidés par votre corps, votre ressenti et leur écoute.**
- Il n'existe donc pas de recette toute prête pour bien accoucher et s'occuper de son enfant : chaque instant, chaque situation sera propre à chacun, c'est le reflet de notre formidable (et inéluctable) différence. Cela signifie qu'il ne faudra pas essayer d'adhérer en tout point si l'on vous propose une « recette », car il n'existe aucune recette universelle qui serait parfaitement applicable à chaque individu. Votre rôle sera de faire le tri dans les conseils et d'utiliser uniquement celui qui vous correspondra à un moment donné.
- Par extension, cela signifie également concernant ce document que vous trouverez des outils spécifiques, qui viendront s'ajouter aux autres en votre possession. Si certains semblent incohérents par rapport à d'autres qu'on vous donnera ailleurs, cela ne signifie pas qu'il y a une vérité absolue et un choix à faire pour savoir qui a tort et qui a raison. Au contraire, cela vous laissera plus de liberté d'action et la possibilité de choisir les conseils susceptibles d'être en adéquation avec la situation que vous vivrez.

Cette manière d'envisager les conseils extérieurs, professionnels ou personnels, vous épargnera les terribles épreuves des discours discordants et des diverses informations glanées qui ne peuvent pas toutes s'assembler. Cela peut sembler pour le moment un peu effrayant de réaliser que vous allez piloter de manière autonome votre accouchement et les débuts avec votre bébé, ce qui est normal et logique : vous n'avez pas encore réuni les outils nécessaires et leur mode d'emploi. Vous découvrirez je l'espère au fur et à mesure des séances les outils et informations importantes pour combler l'inconnu. Tant que nous ne disposons pas d'informations claires pour se représenter les différentes éventualités, notre esprit remplit cet espace de peurs, de doutes, ce qui est très angoissant. Anticiper ce qui vous attend et avoir la possibilité de prendre la main éloignera l'angoisse, vous motivera, et vous permettra d'accéder au cœur de l'événement : **vivre la naissance, de son mieux, telle qu'elle sera**. Cela éloignera également les possibilités de traumatismes, de chocs et de regrets, qui peuvent nuire à l'établissement du lien avec son enfant.

CETTE PREPARATION : ASSEMBLER LES PIECES DU PUZZLE

Les débuts de préparation sont souvent un peu frustrants à mon avis : il reste tant de questions, de sujets à aborder, à découvrir, à assimiler… à la fin de la première séance. On voudrait tout comprendre, tout savoir tout de suite. La grande quantité d'informations à transmettre ne permet évidemment pas de résumer le sujet en une seule séance. Il faut bien commencer par un bout, un début, et s'apprêter à suivre le fil de la pelote qu'on commence à dénouer, de séance en séance. J'ai donc l'habitude de prévenir et rassurer mes patientes : chaque séance est un morceau de puzzle, et à chaque nouvelle séance, un nouveau morceau du puzzle viendra s'assembler aux précédents et compléter le tableau.

SPORT : PREPARATION POUR LE MARATHON DE LA NAISSANCE

Nous allons bientôt nous pencher sur le déroulement du travail, ses étapes, la gestion des contractions, la naissance. Mais avant d'aborder ces points, je me permets un petit rappel, quel que soit le terme de votre grossesse : il est usuel de comparer l'accouchement à un marathon, et la poussée au sprint final. Nous allons en aborder tous les aspects, cependant un des outils essentiels pour mettre en œuvre et faciliter l'ensemble ne pourra pas être donné de l'extérieur. Il s'agit de votre condition physique. Imaginez la préparation physique et morale intensive, les règles alimentaires et l'hygiène de vie strictes auxquelles les coureurs se soumettent, des mois avant leur course pour préparer celle-ci. Et pensez maintenant à la grossesse : le relâchement physiologique des muscles, la prise de poids, le volume sanguin qui augmente pour répondre aux besoins du bébé, vos poumons qui doivent augmenter leur fonctionnement pour fournir assez d'oxygène, ce cœur à qui on demande de pomper toujours plus pour répartir l'ensemble, sans parler du repos nécessaire. Ce ne sont, à première vue, pas les meilleures conditions pour un marathon ! C'est pourquoi il est utile de continuer ou démarrer une activité physique pendant votre grossesse. Il n'est pas trop tard pour débuter, et un peu sera toujours mieux que rien !

Des règles sont bien sûr à respecter pour pratiquer de manière adaptée à la grossesse : les sports à risque de chute ou de coups sont proscrits, de même que la plongée sous-marine. Ensuite, un critère important vous aidera à doser l'effort physique : **votre respiration doit être compatible avec la tenue d'une conversation. Si vous êtes trop essoufflée pour parler, il faut ralentir.** La pratique doit donc évidement être adaptée à votre condition physique, il serait contre-productif de se lancer à fond dans un sport en pensant aider la naissance. Il faut TOUJOURS écouter son corps, ses messages, son ressenti. Trop essoufflée pour parler ? Je ralentis. Mon ventre est tout tendu ? Je diminue la fréquence et l'intensité, et me repose.

Un peu de travail cardio et d'endurance seraient intéressants, en douceur : la natation est un sport idéal, qui permettra de muscler et soulager votre dos, sans augmenter les pressions sur votre corps. Hors de question d'aller à la piscine pour vous ? Vous pouvez alors marcher un peu tous les jours, en adaptant la durée à vos possibilités. Votre corps sera en meilleure forme pour la fin de grossesse et l'accouchement. Le yoga est également une pratique très intéressante, qui remplira abondamment votre boite à outils pour l'accouchement.

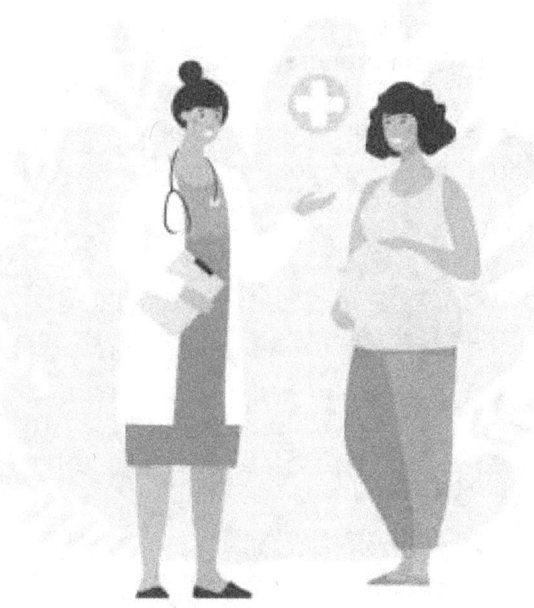

LES OUTILS INDISPENSABLES A LA NAISSANCE : Respiration et Détente

Introduction

J'aime débuter la préparation à la naissance avec cette séance, qui est essentielle à mes yeux. Elle donne le ton sur la manière dont on peut aborder l'accouchement, et apprendre à comprendre et respecter les conseils de notre corps, qui lui sait très bien comment accoucher au mieux. Le tout est de réussir à ce que le cerveau l'écoute et lui fasse confiance.

Vous comprendrez que la respiration est un outil phare pour l'accouchement et heureusement pour nous tous, très facilement accessible. Vous verrez également au fil des séances que je reviens régulièrement sur certains points, ce sont ceux qui me semblent essentiels à comprendre et retenir.

Nous allons débuter notre préparation à la naissance en rentrant « dans le vif du sujet » : les contractions et la gestion de la douleur.

Pré-requis

DEFINITION DU TRAVAIL ET DU RÔLE DES CONTRACTIONS : L'IMAGE DU PULL A COL ROULE

Le travail est la période pendant laquelle l'utérus se contracte de manière fréquente et régulière afin d'ouvrir le col, faire descendre le bébé, et permettre ensuite de débuter la poussée pour faire naitre l'enfant. Nous reviendrons dans les séances 3 et 4 sur le début et le déroulement du travail, ainsi que sur la poussée.

L'utérus est un muscle, qui accueille et enveloppe le bébé. La terminaison de l'utérus se situe au fond du vagin, c'est le col, un long tuyau solide qui ferme la cavité utérine pendant la grossesse. Du côté opposé, l'utérus remonte sous les côtes en fin de grossesse. Durant le travail, l'utérus se contracte sur lui-même : lors de la contraction, il devient dur à chaque endroit et change de forme (il pointe vers l'avant en général), comme le ferait par exemple votre biceps lors d'un bras de fer. En se raccourcissant, il accompagne le bébé vers la sortie, tout en tirant progressivement sur sa terminaison, le col.

Pour donner une image afin de mieux comprendre le travail, **on peut penser à un pull à col roulé**. Imaginez : je m'apprête à enfiler mon pull à col roulé autour de la tête. Pour le moment, de l'extérieur, mon col est long et fermé. Quand je commence à tirer le pull autour de ma tête, le col commence doucement à se plaquer contre le sommet de mon crâne, et au fur et à mesure de la traction, le col commence à s'enfiler sur ma tête : de l'extérieur, il se raccourcit de plus en plus, jusqu'à ce que sa longueur soit complètement absorbée autour de ma tête. Si je continue à tirer doucement, le col va commencer à s'ouvrir progressivement, jusqu'à ce que j'aie assez tiré pour qu'il se soit ouvert de toute la largeur du sommet du crâne et que ma tête puisse passer.

Voilà exactement le comportement du col utérin sous l'effet des contractions durant l'accouchement, il va commencer par se raccourcir puis s'ouvrir jusqu'à ce qu'il n'y ait plus de barrière entre l'utérus et le vagin. Le bébé pourra alors descendre jusqu'à la sortie sous l'effet des contractions, puis il faudra pousser pour le faire naitre.

LES CONTRACTIONS UTERINES, ALLIEES INDISPENSABLES DE LA NAISSANCE

C'est donc évident ; sans contraction, le col reste fermé, le bébé reste dans l'utérus, et il n'y a pas de naissance possible. Les contractions sont le moteur indispensable pour permettre la naissance du bébé. Elles ne sont donc pas une sorte d'effet indésirable de l'accouchement, de dommage collatéral contre lequel il faudrait se protéger. Elles ne sont pas une agression que nous allons subir pour mériter l'arrivée du bébé. Elles sont l'essence même du processus naturel qui permet de faire naitre le bébé, ce moment tant attendu. Le col a bien rempli son travail en restant fermé durant 9 mois, pour protéger le bébé. Il est normal que le mécanisme qui permet son ouverture soit long et élaboré, et qu'il ne passe pas inaperçu afin de nous prévenir. Les contractions seront ressenties comme intenses durant le travail, douloureuses. Le plus sage est de les accueillir, et de tout faire pour les laisser remplir leur mission et ne pas leur opposer de résistance. Plus on luttera contre elles, plus le travail sera long et difficile, car c'est contre-productif de souhaiter empêcher le seul élément qui peut faire naitre notre enfant. Nous allons donc voir comment accueillir ces contractions amies, et pouvoir vous dire que chaque contraction vous rapproche de la naissance de votre enfant, quelle que soit la longueur du chemin à parcourir. Nous allons essayer de voir comment ne pas semer nous-mêmes d'embûches dans ce parcours.

Je profite du sujet pour une petite précision physiologique : l'hormone qui donne les contractions est également l'hormone du plaisir et de l'amour/de l'attachement (c'est l'ocytocine). Elle a donc une place importante dans l'accueil de l'enfant et la construction de la parentalité, même si l'accouchement n'est pas le seul moment où elle est libérée. Laissons la circuler librement dans le corps et nous imprégner de ses bienfaits !

COMPRENDRE LA PHYSIOLOGIE DES CONTRACTIONS POUR MIEUX LES APPREHENDER

Nous allons parler du mécanisme des contractions. Partons d'une contraction classique, en cours de travail, disons à 4 cm de dilatation, pour comprendre son fonctionnement.

Je vais vous dessiner une contraction comme elle va être captée par le monitoring. Cet appareil permet aux sages-femmes de faire le point sur les contractions, le cœur du bébé et sa manière de supporter les contractions. A l'aide de deux capteurs positionnés sur votre ventre et maintenus grâce à des sangles passées derrière votre dos et nouées, le cœur du bébé est capté, on l'entend résonner comme un cheval au galop, et sa fréquence s'inscrit sur un papier grâce à une petite imprimante. Le capteur des contractions est placé en haut de votre utérus. Lors de la contraction, le ventre bombera contre le capteur, l'intensité captée augmentera donc, puis diminuera avec le relâchement. L'intensité qui va s'afficher sera donc relative : si le capteur est très fortement serré, un éternuement atteindra une intensité très élevée, 100 par exemple, alors que s'il est relâché, une très forte contraction pourrait s'afficher avec une intensité bien moindre. Ce qui indique donc la contraction n'est pas tant le chiffre affiché mais plutôt sa forme (en cloche) et sa variation par rapport à la période de repos. La contraction à ce stade dure environ 1 minute, et les contractions reviennent toutes les 3 à 5 minutes.

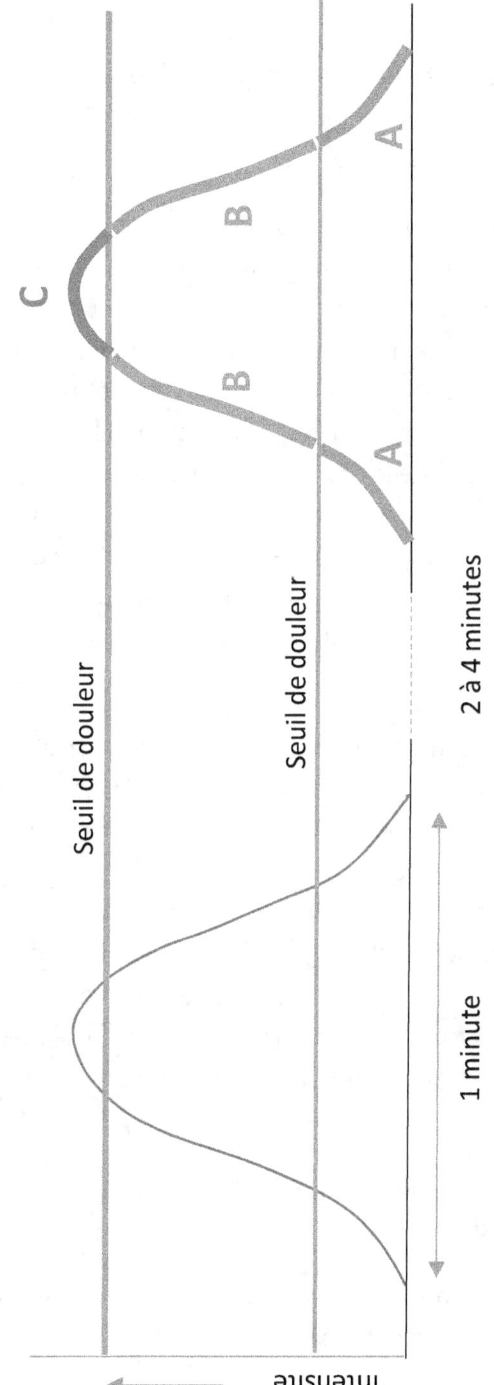

LES OUTILS INDISPENSABLES A LA NAISSANCE : Respiration et Détente

A : L'utérus est relâché, la contraction débute : vous sentez votre ventre se durcir, changer de forme, et peut-être une pression s'exercer. Il n'y a pas de douleur.

B : Votre seuil de douleur est atteint : la contraction continue sa progression, et une douleur d'intensité moyenne l'accompagne, supportable assez aisément. Ce seuil de douleur n'est pas figé : il dépend de chaque personne, chaque contexte, situation. On imagine facilement qu'après 3 nuits de contractions et une dispute avec votre mari, il est relativement bas et vite atteint, alors que par une belle journée où vous êtes en forme et pleine de confiance il sera plus haut, la douleur sera présente plus tardivement et disparaitra plus vite. C'est une notion très importante sur laquelle nous reviendrons, à savoir : comment faire augmenter ce seuil de douleur, afin d'avoir le moins mal possible ?

C : La contraction atteint un seuil qu'on pourrait qualifier de douleur intense. Heureusement, c'est déjà presque le sommet de la contraction, celle-ci va commencer à diminuer à chaque seconde, pour vite passer sous ce seuil et retrouver une zone de douleur bien plus gérable. Petit clin d'œil à votre accompagnant, qui un œil sur le monitoring, vous dira que la contraction passe en voyant le chiffre baisser. Et vous, en pleine zone de douleur intense, ne pourrez pas y croire et penserez qu'il se moque de vous. C'est pourtant bien vrai, plus que quelques secondes et ce sera plus facile.

B : La contraction ne fait que se relâcher, la douleur diminue à chaque seconde.

A : La douleur disparait, l'utérus termine de se relâcher en douceur, et la contraction prend fin.

17

LES OUTILS INDISPENSABLES A LA NAISSANCE : Respiration et Détente

Parlons un peu en durées : ce travail, qu'on pourrait imaginer comme une douleur permanente et intense pendant des heures, est en fait constitué de beaucoup de temps sans aucune contraction (2 à 4 minutes de pause en moyenne) et d'un peu de temps de contraction. La nature a bien fait les choses, cette alternance de contraction et de repos permet au bébé comme à vous-même de supporter l'ensemble du travail. On peut décomposer cette contraction d'environ 1 minute en 5 phases (d'environ 12 secondes, si l'on fait le calcul) : 2/5 sans aucune douleur, 2/5 avec une douleur modérée, et 1/5 de douleur intense, qui va nécessiter de concentrer vos efforts de gestion sur cette période. Vu sous cet angle, cela parait déjà plus envisageable !

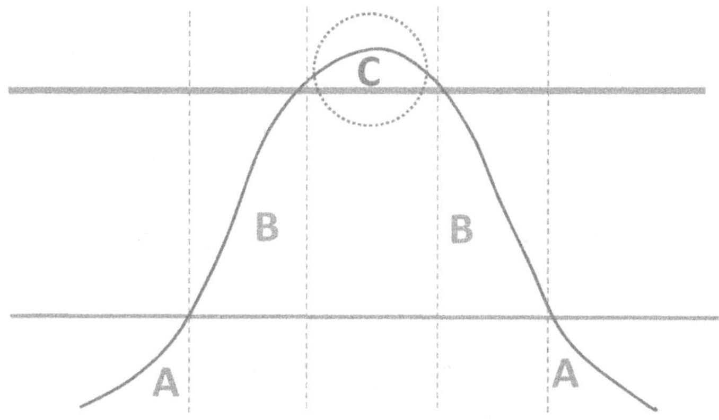

Face à la douleur, comment réagir ? Une réaction assez fréquente va être de s'y opposer, de la refuser, de se protéger ; on se met en boule, on se crispe, on respire le moins possible en se disant que moins on bouge moins on aura mal... On ajoute donc une forte tension à notre corps et nos muscles. Ajouter de la tension à la contraction utérine ne nous permettra pas d'atteindre un bon relâchement : au lieu de retourner au niveau 0 en fin de contraction, la tension que nous avons ajoutée reste présente, dans la zone normalement non douloureuse. A la prochaine contraction, le point de départ est plus haut (on démarre avec un utérus qui a gardé de notre tension, au lieu d'être relâché), on atteint donc plus vite la zone douloureuse, la zone intense se retrouve allongée, l'ensemble est donc encore moins supportable que la contraction précédente et l'on se bloque encore plus, ce qui de fil en aiguille nous conduit à un niveau en fin de contraction qui reste dans la zone douloureuse : on alterne donc entre douleur et douleur extrême, ce qui n'est pas supportable et est contre-productif.

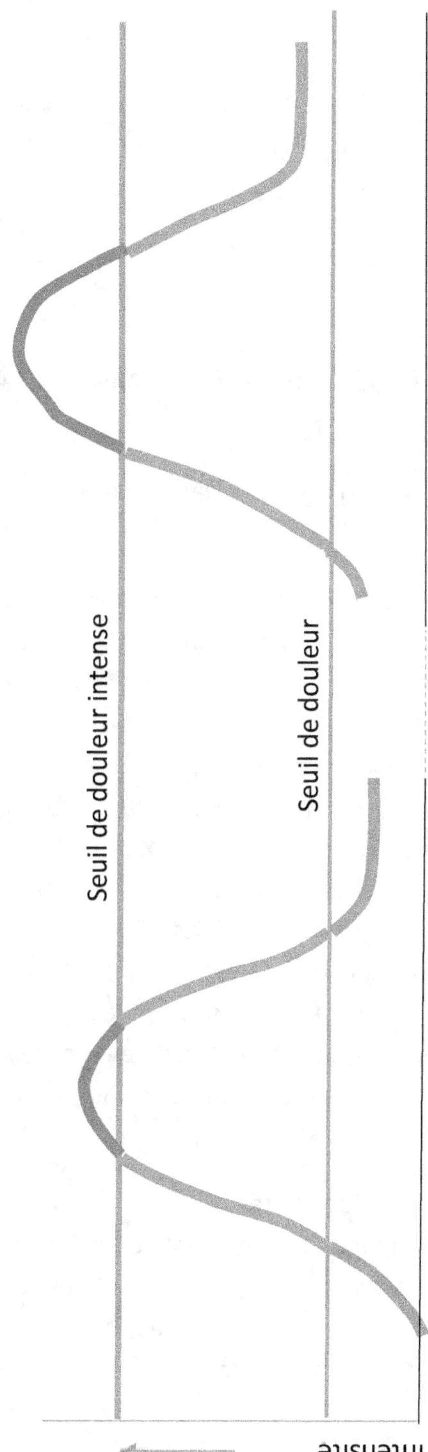

LES OUTILS INDISPENSABLES A LA NAISSANCE : Respiration et Détente

Comment ne pas se bloquer durant la contraction ? **Grâce à la respiration** principalement, nous verrons comment et les nombreux bénéfices associés.

Mais d'abord une petite question, pour pousser la réflexion un peu plus loin.

COMMENT LE BEBE RESPIRE PENDANT LA GROSSESSE ET LES CONTRACTIONS ?

En voilà une bonne question ! Dans l'eau ? Avec ses poumons ? Par le cordon ?

En fait c'est vous qui respirez pour votre enfant. Votre bébé baigne dans son liquide amniotique et n'est pas au contact de l'air. C'est vous qui, en inspirant, amenez l'air dans vos poumons, qui vont capter l'oxygène. Puis par le biais de votre sang, grâce aux pulsations de votre cœur, l'oxygène est distribué à chaque cellule qui en a besoin, dans tout votre corps. En regard du placenta, vos vaisseaux se sont adaptés pour diriger une partie du flux : l'oxygène apporté traversera le placenta, puis gagnera le sang du fœtus, et grâce à ses vaisseaux l'oxygène sera distribué dans tous son corps (il en va de même pour l'énergie nécessaire). Puis le fœtus renverra dans le sang les substances qu'il doit évacuer, qui feront le circuit inverse, regagneront votre sang via le placenta, puis seront éliminés par vos poumons et d'autres organes.

Lors de la contraction, l'utérus se contracte sur lui-même : le placenta se retrouve alors comprimé, de même que le cordon du bébé. Le flux de sang circulant transmis est limité, et les échanges diminués. Le bébé voit donc ses apports diminuer durant la contraction, il utilise ses réserves.

Pourquoi respirer pendant les contractions ? **Pour aider votre bébé !**

- Si vous vous bloquez, et respirez peu ou haletez/criez, vous prenez moins d'oxygène, et comme on l'a vu, le risque d'augmenter la tension résiduelle de votre utérus est grand. Votre sang, appauvri en oxygène, est moins régénérant pour le bébé. Et si l'utérus se relâche mal, la phase de repos nécessaire au bébé pour renouveler ses réserves se trouve limitée, les échanges sont difficiles, et le bébé vit sur ses réserves. Lorsque celles-ci sont épuisées, l'enfant nous manifeste sa grande difficulté à poursuivre le travail. A défaut d'une reprise rapide de l'oxygénation et d'un relâchement, la naissance doit être accélérée grâce à la césarienne.
- Si vous inspirez profondément pendant la contraction et soufflez doucement, vous augmentez l'apport en oxygène dans votre sang, et atteindrez un bon relâchement après la contraction. Votre bébé pourra donc bénéficier d'échanges faciles en provenance d'un sang particulièrement enrichi en oxygène, ce qui lui permettra de renouveler et augmenter sa réserve pour traverser le travail.

Cet argument est puissant pour nous aider à respirer pendant les contractions. Nous aborderons les autres bénéfices liés à une bonne respiration, qui favoriseront le bon déroulement du travail.

COMPRENDRE LE BESOIN DE DETENTE POUR LA NAISSANCE

Reprenons l'idée du pull à col roulé : nous avons vu que pour que la contraction puisse avoir un effet sur le col et permettre de progresser dans le travail, le col doit se laisser étirer. Si le col de mon pull est rigide comme du béton, j'aurais beau tirer dessus, et forcer de plus en plus, il ne bougera pas d'un iota.

Si je bloque ma respiration et me crispe durant les contractions, comme cela a été démontré précédemment, j'accumule de la tension dans mon corps. Mon col sera concerné par cette tension : rigide et solide, il ne se laissera pas ou peu raccourcir et ouvrir sous l'effet des contractions. Celles-ci vont donc redoubler de puissance pour espérer produire un effet, la douleur qui n'était déjà pas supportée quand j'étais bloquée devient intolérable, mère et enfant ne supportent plus la situation, et le col ne s'ouvre pas. Mon travail se retrouve dans une impasse.

A l'inverse, si je prends soin de respirer profondément et n'oppose pas de résistance au travail de la contraction, voire même si je parviens à me détendre grâce au recours à différents outils (abordés dans les séances suivantes), si je bénéficie d'un bain chaud ou de toute autre condition qui m'aidera à me relâcher, mon col n'aura pas à gérer des tensions supplémentaires, et se laissera distendre du mieux qu'il pourra. Les contractions, ne rencontrant pas de résistance, n'auront pas besoin d'augmenter leur puissance plus que nécessaire car elles n'auront pas d'obstacle à surmonter.

La respiration et tout ce qui vous permettra de diminuer les tensions du corps, de favoriser la décontraction et la détente, autant physique que psychique, auront donc un impact favorable sur le déroulement du travail.

LES OUTILS INDISPENSABLES A LA NAISSANCE : Respiration et Détente

COMMENT AGIR SUR LE SEUIL DE DOULEUR ?

Ce seuil de douleur dépend de chaque personne, mais dépend encore plus des conditions, et de ce qui est associé à cette douleur.

Il est facile de comprendre qu'un même stimulus douloureux peut être supporté de manière différente selon l'anticipation qu'on peut en avoir et le rôle qu'on lui donne. Imaginez-vous chez l'esthéticienne. Vous avez pris rendez-vous et payé pour profiter d'une épilation, afin d'avoir des jambes sublimes à la plage. L'esthéticienne met sa première bande de cire : vous êtes prête, vous savez que cela ne va pas être agréable mais prendra fin rapidement, et que le résultat en vaudra la peine, et vous parvenez à supporter tant bien que mal cet épisode douloureux. Imaginez maintenant le même geste, dans un autre contexte. Vous attendez tranquillement votre bus et un inconnu se jette sur vous, met la bande sur votre jambe et l'arrache brutalement. La peur, le choc et la douleur seront probablement terribles et difficiles à surmonter. Une énorme appréhension s'ajoutera pour la suite, de peur que cela ne se reproduise. Pour continuer avec l'illustration de la bande de cire, dans d'autres circonstances, on imaginera un peu mieux supporter cette épilation choisie lors d'un pari par exemple, qu'au réveil brutal d'une sieste.

Cet exemple illustre bien les différentes réactions possibles face à un même stimulus douloureux. La douleur physique est une chose, on peut la supporter, la gérer, concentrer notre attention sur un autre élément plus positif pour s'en détourner. La souffrance, ce mélange de douleur physique et psychologique, de peur, d'angoisse, en est une autre, qui aura pour effet de bloquer l'accouchement. Il faut tout faire pour l'éviter et/ou y remédier.

LES OUTILS INDISPENSABLES A LA NAISSANCE : Respiration et Détente

La douleur est un message du corps. Si vous mettez la main sur une plaque de cuisson brûlante, avant même de penser que peut-être quelqu'un vient de s'en servir et que si vous laissez votre main, votre peau va brûler, vous l'aurez tout simplement déjà retirée ! C'est le rôle de cette douleur durant l'accouchement : ce qui est insupportable traduit une situation bloquée dans le processus du travail. Cette douleur forte nous pousse à trouver une position et/ou attitude qui nous soulagera, ce qui correspondra exactement à la manière de rétablir des conditions adéquates et favorables pour le travail en cours (nous y reviendrons dans la séance 2 sur la mobilité). **Le message véhiculé par la douleur est donc un atout précieux pour faciliter le travail**. Sans ce message, nous pourrions rester des heures dans des situations bloquant et compliquant le travail.

Les contractions sont en partie douloureuses, mais elles vous aident et vous rapprochent de la rencontre avec votre bébé. La douleur prendra fin avec la naissance, c'est une histoire d'heures. La situation n'est donc pas comparable avec une douleur subie, parfois pendant longtemps, notamment dans le cas de pathologies importantes. C'est vraiment important de ne pas perdre de vue que les contractions sont nécessaires, et que pour qu'elles puissent prendre fin au plus vite, il faut les laisser faire leur travail, et non résister face à ce qu'on considérerait comme une agression.

La compréhension des mécanismes de l'accouchement et des contractions vous aideront à anticiper et mieux gérer cette douleur. Etre active et actifs pour gérer la douleur, mettre en œuvre des techniques, chercher les bons outils, ... permettront également de ne pas subir cette douleur et donc de mieux la vivre. **La respiration, la mobilité et la recherche de détente vous**

LES OUTILS INDISPENSABLES A LA NAISSANCE : Respiration et Détente

éviteront de contempler et de subir la douleur, et donc de lui accorder plus de place que ce qui est nécessaire.

L'angoisse et la peur diminueront votre seuil de douleur (vous aurez donc mal plus facilement), et empêcheront le relâchement du corps et du col. En effet, en situation de stress, le corps est prêt à fuir ou à se battre. C'est une question de survie (de notre cerveau primitif/archaïque), il n'est donc pas question de détente et de relâchement. Imaginez une gazelle en plein territoire des lions. Ce ne serait évidemment pas le moment de mettre bas, la gazelle et son bébé seraient complètement vulnérables et en danger. La nature veut assurer la prolifération de l'espèce, il existe donc des mécanismes complexes qui empêcheront la gazelle d'accoucher dans ce cadre insécure. La gazelle sera en mesure de donner la vie lorsqu'elle s'estimera en sécurité, en lieu sûr et qu'elle se sentira confiante et protégée. Nous fonctionnons sur ce principe, les mécanismes qui gèrent la naissance chez tous les mammifères sont similaires, même si ce n'est plus vraiment adapté à nos conditions de vie et d'enfantement actuelles. Il est important d'en avoir conscience, car ces mécanismes archaïques, sensés nous protéger face au danger dans la nature, peuvent nous jouer des tours dans nos vies modernes. Si on se concentre sur tous les éléments stressants et désagréables durant le travail, les mécanismes de stress et de survie de notre corps seront enclenchés car un danger sera perçu, et bloqueront l'accouchement (votre cerveau archaïque vous croira en plein territoire des lions et voudra vous protéger). Cependant, non seulement vous serez en fait en lieu sûr, c'est-à-dire à l'endroit que vous aurez choisi pour l'accouchement, mais en plus les équipes médicales risquent de ne pas laisser l'accouchement se bloquer, et prendront le relai de manière artificielle, alors que toutes les conditions naturelles étaient réunies de prime abord.

LES OUTILS INDISPENSABLES A LA NAISSANCE : Respiration et Détente

Il est important d'intégrer ce fonctionnement à notre réflexion : **pour bien accoucher j'ai besoin de me sentir en sécurité, pour me relâcher j'ai besoin de confiance et de protection.** *Comment agir sur notre seuil de douleur ?* Tout ce qui nous rassurera nous aidera : un accompagnant présent et encourageant, une bulle à construire pour s'imaginer dans un lieu de détente absolu, pour rassurer notre cerveau, des objets (plaid, chaussettes ?), odeurs, musiques, … de notre quotidien qui nous apaisent. **Cela va nécessiter beaucoup de concentration et d'efforts pour prouver sans cesse à votre cerveau qu'il peut vous laisser accoucher et que malgré une situation douloureuse et inconnue, vous donnez votre feu vert.** C'est pourtant ce qui vous permettra de mieux supporter la situation et de ne pas ajouter de complications au processus en cours, tel qu'il est.

La présence à l'hôpital peut être une source de stress, elle n'est pas toujours associée à des heureux événements. Les machines, « bip »s, bruits inquiétants et cris perçus des autres salles n'aident pas non plus à la détente. Il faut faire de son mieux pour se centrer sur ce que l'on est en train de vivre, cet événement formidable qu'est la naissance, et s'imaginer dans sa bulle de détente et d'amour pour court-circuiter et ignorer ce qui pourrait nous gêner. Cela nous permettra également de ne pas focaliser notre attention sur la douleur, ce qui lui donnerait encore plus de place et d'impact. Elle est présente, on la ressent bien sûr, on sait qu'elle est là, mais c'est comme si on choisissait de regarder ailleurs, et pour ce faire on continue à se concentrer sur notre respiration, nos visualisations, bercements et autres outils à disposition, car nous avons besoin de ces contractions douloureuses pour permettre la naissance, et nous avons besoin de les laisser faire leur travail et de ne pas alarmer notre cerveau pour ne pas entraver notre processus d'accouchement. Malgré votre politesse, ce n'est donc pas le moment pour répondre à

LES OUTILS INDISPENSABLES A LA NAISSANCE : Respiration et Détente

toutes les questions, et aller vers les autres. Plus le travail avancera, plus votre bulle sera épaisse, et vous devrez rester à l'intérieur, « débrancher le cerveau » et laisser votre corps se bercer rythmiquement avec les contractions. Votre accompagnant sera présent à l'interface pour traduire vos besoins ou répondre à l'équipe.

Réunissez à l'avance tous les objets qui pourraient vous permettre de vous sentir bien : bouillotte (chaufferette), chaussettes, plaid, tenue confortable, … Préparez votre playlist d'accouchement, réunissant les musiques que vous aimez, qui vous détendent, vous bercent, ou vous emmènent loin… ainsi qu'une enceinte portable (certaines salles d'accouchements accueillent les lecteurs MP3). Et si possible, profitez de l'eau chaude (douches ou bains), chez vous puis à la maternité, pour vous détendre et diminuer la douleur des contractions tout en facilitant leur action (nous y reviendrons).

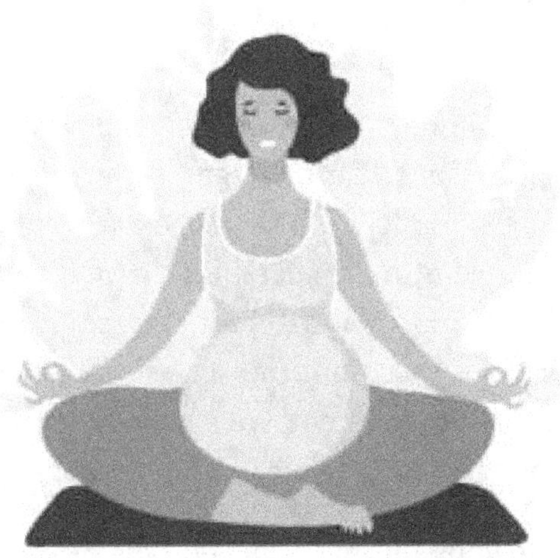

LES OUTILS INDISPENSABLES A LA NAISSANCE : Respiration et Détente

Respiration

J'espère que les arguments précédents expliquant pourquoi respirer durant les contractions et ne pas se bloquer ont été convaincants, maintenant nous allons voir comment le faire.

TECHNIQUE DE LA BOUGIE

Pendant la contraction, vous allez commencer par inspirer profondément et lentement, par le nez si possible (sinon, par la bouche). **Imaginez ensuite que vous tenez une bougie dans votre main, à proximité de votre visage : vous allez souffler de manière à faire vaciller la flamme, sans jamais l'éteindre.**

Cette visualisation très simple permet de canaliser et doser la puissance du souffle, qui pourrait sinon être un peu forte avec la douleur.

En expirant doucement par la bouche, vous allez essayer de produire un petit son d'air/un léger sifflement. Ce son vous permettra d'une part de ne pas oublier la respiration, qui est tellement habituelle et machinale qu'on a vite fait de ne plus se concentrer dessus. Et d'autre part, ce son permettra à la personne qui vous accompagne de se repérer dans votre contraction, et de rapidement vous rappeler à l'ordre si vous arrêtez de respirer ou commencez à vous bloquer.

Ces respirations vous permettront, en plus des bienfaits décrits précédemment, de vous repérer dans la contraction : un cycle respiratoire profond prend environ 20 secondes, **on peut donc** envisager la contraction comme trois respirations profondes successives. C'est plus positif quand la contraction commence de se la représenter comme 3 respirations profondes plutôt qu'une montagne de douleur. Vous apprendrez également à vous repérer, au fil des contractions, vous saurez que votre deuxième respiration demandera peut-être particulièrement d'effort de concentration, mais qu'elle vous amènera vers le début du relâchement, la dernière respiration sera à nouveau plus facile.

VISUALISATIONS/CONCENTRATION

Se concentrer sur votre respiration vous évitera de « contempler » la contraction et sa douleur, et de lui accorder encore plus de place que celle qu'elle occupe déjà.

Vous allez pouvoir coupler des images à cette respiration, afin d'augmenter la détente, et votre concentration, et d'être donc de plus en plus éloignée de la douleur, de la contraction, et du contexte.

A vous de trouver des visualisations qui vous parlent / vous procurent du bien-être. On peut imaginer qu'on inspire quelque chose d'agréable, dont les vertus se diffusent dans tout notre corps, et qu'on expire ce qu'on ne souhaite pas garder, par exemple on peut inspirer :

- Une couleur qui nous fait du bien, nous rassure et/ou nous détend et se diffuse à chaque endroit du corps, et en souffler une autre, ou un nuage, qui représenterait peut-être notre douleur ou la tension de l'utérus
- Des sensations de température qui se diffusent et font du bien, chaleur ou fraicheur

- Un sentiment (de l'amour, la force des femmes qui ont enfanté avant nous, de la confiance, … ?), et souffler notre peur ou notre douleur

- Un mécanisme : on souffle sur notre col en spirale comme si on pouvait l'aider à s'ouvrir de plus en plus, on le ramollit. Ou encore on peut par exemple se représenter la contraction comme une coque de sable autour du ventre, sur laquelle on soufflerait doucement pour faire s'envoler les grains progressivement. Notre souffle profond peut également accompagner en douceur la descente du bébé et la flexion de sa tête. Ces visualisations sont particulièrement efficaces pour aider le travail. On utilise ces techniques en rééducation du périnée : pour faire contracter des zones échappant à notre commande habituellement ou inconnues, on se représente mentalement l'image du mouvement attendu ainsi que la zone concernée, et alors le cerveau en active la mobilisation.

Plus votre respiration sera complète et élaborée, plus elle focalisera votre attention, et inhibera votre perception de la douleur et de l'environnement médical. Cela vous permettra de créer et entretenir votre « bulle », l'espace réconfortant et apaisant que vous construirez petit à petit autour de vous, et dans lequel vous pourrez vous sentir en sécurité pour permettre le lâcher prise.

SONS

On peut approfondir l'idée du petit sifflement conseillé lors de l'expiration, particulièrement si vous aimez chanter. C'est l'idée générale du chant prénatal : associer des sons à l'expiration, qui apporteront, en plus des bénéfices de la respiration complète demandant de la concentration, la vibration des sons dans votre corps et de la détente. Des spécialistes pourront vous donner des informations plus précises sur ces techniques. Vous pourrez produire les sons qui vous soulagent, de manière plus ou moins puissante.

Les sons graves sont intéressants pendant l'ouverture du col, notamment le « Oooooooooohmmmmmmmm » du yoga, à l'image des moines tibétains et des sons graves et vibrants qu'on peut imaginer. On peut donc choisir d'accompagner chaque expiration pendant la contraction d'un long « ohm » ou de ce qu'on appelle un murmure (c'est une sorte de vibration sonore qu'on produit avec la gorge), ce qui pourra aider à évacuer l'intensité ressentie.

LA RESPIRATION DE LA VAGUE DU YOGA DE L'ENERGIE

La respiration de la vague est une des bases du yoga de l'énergie. Elle est excellente pendant le travail, pour réunir vos forces et traverser les contractions, les unes après les autres.

Vous allez imaginer une vague (d'eau, d'énergie, de lumière, ... selon ce qui vous parle et vous fait du bien) qui traverse votre corps avec la respiration. A l'inspiration, elle sort de terre, rejoint vos pieds (comme les racines d'un arbre) et remonte tout le long de votre corps (comme la sève) jusqu'à vous dépasser et rejoindre le ciel, puis à l'expiration cette énergie revient du ciel, descend dans tout votre corps (comme une pluie de paillettes) jusqu'à rejoindre la terre. A chaque passage dans un sens et dans l'autre, imaginez que cette vague dilue la douleur de la contraction et en emporte une partie à l'extérieur de votre corps. Après quelques vagues, la contraction sera déjà terminée.

LES OUTILS INDISPENSABLES A LA NAISSANCE : Respiration et Détente

LES CONTRACTIONS ET L'IMAGE DES VAGUES SUR LE BORD DE MER

J'ai en tête une image assez complète, qui illustre bien le travail et les contractions à mes yeux. Cependant, cette image ne vous conviendra peut-être pas, ceci est très personnel. Quand vous en aurez saisi l'idée, libre à vous d'en trouver une qui vous correspondrait peut-être mieux.

J'aime donc placer mon image au bord de la mer, dans cette zone de la plage où l'eau arrive et se retire.

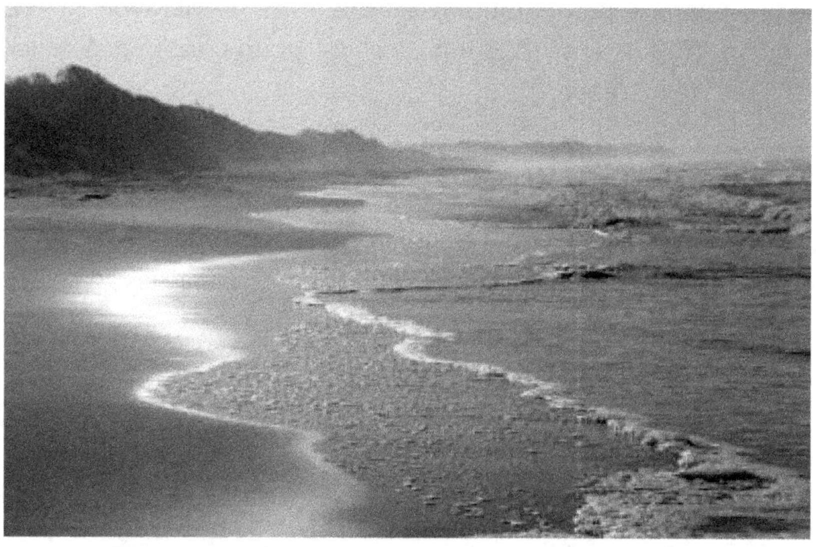

Les petites vagues arrivent successivement. Comme la contraction, la vague arrive, gagne du terrain, monte de plus en plus sur la plage, et quel que soit son maximum, on sait qu'elle finira par l'atteindre, et progressivement se retirera doucement. Viendra ensuite le temps de répit, sans vague, mais l'on sait bien que la prochaine reviendra, suivra le même parcours, et se retirera doucement, avec un rythme assez régulier. Ce

LES OUTILS INDISPENSABLES A LA NAISSANCE : Respiration et Détente

mouvement de la mer est inéluctable, profond et puissant, comme celui des contractions utérines pendant l'enfantement.

Il y a plusieurs manières de se comporter sur ce bord de mer : les algues, ou le petit morceau de bois, n'opposeront pas de résistance à ce mouvement, et se laisseront doucement balloter par les vagues. A l'inverse, si quelques mètres plus loin vous pouvez observer des rochers ou une jetée, les mêmes vagues, puissantes mais tranquilles, auxquelles on opposera de la résistance, se manifesteront avec violence, produiront écume et tourbillons, zone dans laquelle il vaut mieux éviter de se trouver. Il en va de même avec les contractions du travail, qui redoublent de puissance en cas de blocage et d'opposition à leur action, mais qui, bien que puissantes, restent à leur « niveau minimum utile » si on ne leur oppose aucune résistance.

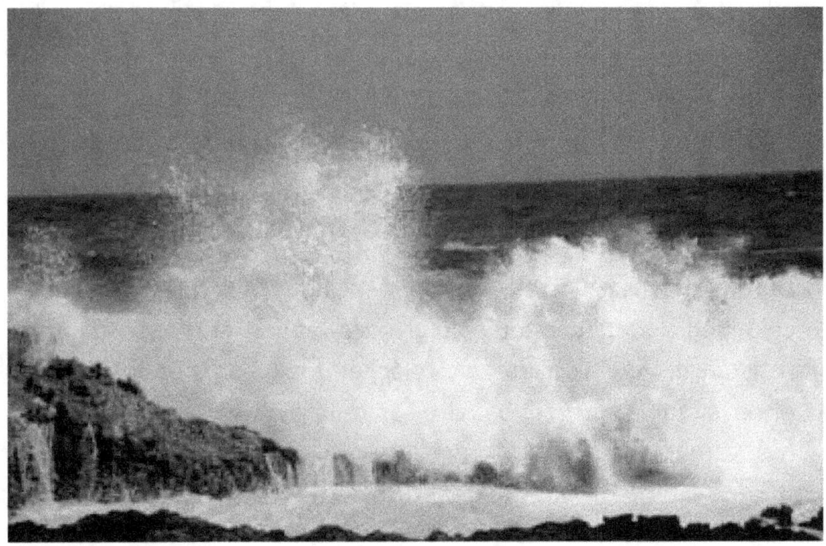

Au bord de l'eau, au fil des heures, vous aurez pris l'habitude du rythme des vagues, vous aurez calé votre respiration, vos mouvements, ... Mais allez savoir pourquoi, une vague vous

LES OUTILS INDISPENSABLES A LA NAISSANCE : Respiration et Détente

prendra peut-être des fois par surprise (plus longue ? plus forte ? un bateau passe au large et vous avez quelques minutes de remous ? Quelqu'un ou quelque chose vous a déconcentré et vous n'avez pas vu la vague arriver ? Vous avez oublié de caler votre respiration pour gérer l'arrivée de la vague ?). Cette vague vous fera peut-être boire la tasse, vous entrainera même au large, avec la désagréable impression de perdre pied (les fameuses situations de crise, dans lesquelles on ne respire plus et on se bloque de plus en plus sous l'effet de la douleur). Cela arrivera sûrement plusieurs fois pendant le travail, et heureusement votre conjoint (ou votre accompagnant, voire votre sage-femme) sera votre roc, votre bouée de sauvetage ou votre maître-nageur, qui vous sortira la tête de l'eau et vous ramènera au bord, en vous faisant reprendre le rythme de votre respiration. Et même si la noyade vous a semblé proche, même si vous sentez vos forces diminuer, même si vous croyez ne plus être capable de supporter la situation, le rythme de la respiration et des vagues reviendra, et vous serez accompagnée de manière vigilante et soutenue par votre conjoint, ce qui vous permettra de vous sentir en sécurité et de vous laisser bercer doucement par les vagues.

Durant le travail, votre comportement doit donc se rapprocher de celui de l'algue, qui ondule au gré des vagues, et n'oppose pas de résistance. Vous essaierez de relâcher votre corps et vos muscles et de laisser la contraction faire son œuvre et vous guider dans vos mouvements.

Outils détente

Durant la grossesse, il est fréquent de ressentir des tensions, des désagréments voire des douleurs. Les muscles et les articulations se relâchent, le centre de gravité du corps est déplacé vers l'avant, le poids du ventre tire le dos, ... Voici quelques outils qui vous permettront peut-être de vous soulager, à appliquer comme toujours selon votre ressenti : sans modération si cela vous soulage et vous fait du bien, ou à éviter s'ils vous paraissent désagréables, gênants, ou source de tension dans le ventre. Un outil jugé formidable à un moment donné répond en fait à un besoin particulier. Quand ce besoin évolue, cet outil ne sera peut-être plus adapté. A l'inverse, un outil qui ne trouve pas son intérêt pour le moment n'est pas pour autant bon à jeter, il servira peut-être plus tard, ou non. Ces techniques pourront peut-être servir pendant la grossesse, mais pourront également trouver une utilité pendant l'accouchement.

POUVOIR RESPIRER : ETIREMENT DE L'ABDOMEN ET DE LA CAGE THORACIQUE

Avec l'utérus qui grandit de plus en plus, il n'est pas rare de se sentir gênée dans sa respiration, voire un peu étouffée, notamment après les repas, en fin de journée. Il va donc falloir à ces moments trouver un étirement de votre buste qui vous permettra de gagner quelques précieux centimètres sous les côtes.

- Vous pouvez essayer de vous suspendre par les bras, de vous étirer, d'attraper un support avec vos mains, et, debout, assise ou encore accroupie, fesses vers le sol ou vers l'arrière, sans cambrer le dos, vous laisser peser vers l'arrière ou le sol. Ou bien encore, selon les objets à votre disposition et leur hauteur, vous pouvez vous accroupir entre les genoux de votre mari, qui lui est assis sur une chaise, et vous retenir avec vos coudes et bras sur ses cuisses, et vous laisser peser vers le sol.

- Assise, par exemple sur un ballon, vos mains sur la taille de chaque côté, votre compagnon peut, en se plaçant derrière vous, vous attrapez sous les aisselles et vous portez légèrement / vous faire décoller de quelques centimètres. Vous vous laissez bien peser, il peut doucement vous bercer en plus. En général, vous pouvez mieux respirer de la sorte.

- Peut-être plus confortable pour votre conjoint, celui-ci peut passer un drap ou autre tissu solide autour de son cou (dans l'idéal : la bande traverse le torse, et en passant sous l'aisselle de chaque côté les deux pans de tissu se croisent dans le dos et passent sur l'épaule opposée, des deux côtés), ce qui créée deux poignées devant chaque épaule. Assise sur un ballon, ou dans la position de votre choix, vous saisissez ces poignées de tissu, à la hauteur qui vous convient, et cherchez l'étirement qui vous soulage, éventuellement accompagné de bercements.

LES OUTILS INDISPENSABLES A LA NAISSANCE : Respiration et Détente

ETIREMENT DES LIGAMENTS : FAIRE PORTER LE POIDS DU VENTRE

Votre compagnon ou la personne de votre choix se place dans votre dos, debout tous les deux. Il vient passer ses mains sous votre ventre, comme pour le soutenir, et ose porter cet utérus et l'élever vers le haut, hors du bassin. On a toujours un peu peur de toucher les utérus, mais pas d'inquiétude, faites confiance à votre ressenti pour savoir si le mouvement est bon et adéquat ou bien non adapté et douloureux.

On peut donc saisir la base de l'utérus, la soulever de plusieurs centimètres et porter l'utérus, ce qui vous soulage temporairement d'un gros poids. Puis, depuis la position haute, vous guidez votre conjoint dans des mouvements doux de l'utérus de haut en bas, de droite à gauche, de bascule vers l'avant et l'arrière, d'étirements en diagonales ... afin d'étirer en douceur les ligaments utérins, souvent douloureux. Puis votre utérus sera accompagné en douceur vers un retour à sa base (votre conjoint prend bien garde à ne pas le « lâcher » d'un coup).

« PRINCESSE KANGOUROU »

Ce mouvement est intéressant lorsque la station debout immobile et prolongée devient douloureuse. Par exemple, vous faites la queue aux caisses d'un magasin, et vous sentez votre ventre peser de plus en plus vers l'avant, et votre dos se cambrer douloureusement. Il va falloir basculer votre bassin vers l'avant et rapprocher votre utérus contre vous. On a tous pu expérimenter qu'il est plus difficile de porter quelque chose de lourd à bout de bras vers l'avant, et plus aisé de le porter tout contre nous. C'est le même principe pendant la grossesse pour porter l'utérus et le bébé.

Vous êtes donc un kangourou, qui vient doucement prendre appui du bout des fesses sur sa queue, posée en arrière, un peu comme pour s'assoir sur certains tabourets de bar. Vos fesses rentrent légèrement vers l'avant, et votre os du pubis bascule vers le ciel. Les jambes sont souples. Et vous êtes une princesse, donc vous redressez fièrement les épaules.

Essayez de vous familiariser avec ce mouvement et de trouver comment basculer votre utérus contre vous, car nous reviendrons sur ce mouvement important pour la naissance dans la séance 2 sur la mobilité.

Cela illustre bien l'intérêt de rencontrer une sage-femme, en plus de cette lecture : nous pourrions vous aider à découvrir ce mouvement de bascule, qui n'est pas spontané pour toutes les femmes.

DEROULEMENT DU BASSIN

Ce geste est souvent très apprécié, à utiliser à volonté chaque jour de la grossesse et en illimité lors de l'accouchement, notamment en cas de péridurale. Il va permettre de dérouler le bas de votre dos, de diminuer sa cambrure, et de rapprocher votre bébé de votre intérieur et de votre cœur (et de le glisser dans le bon axe pour naitre).

Allongée sur le dos, jambes fléchies. Vous soulevez les fesses et le bas du dos, le temps que votre conjoint glisse un tissu solide (drap, serviette, ..) d'environ 20 cm de large sous votre colonne vertébrale, environ jusqu'à mi-hauteur de colonne et le laisse dépasser entre vos jambes. Vous relâchez ensuite complètement

LES OUTILS INDISPENSABLES A LA NAISSANCE : Respiration et Détente

dos et fesses et venez peser sur ce tissu, que votre conjoint va retirer en douceur en restant proche du matelas. Le retrait de ce tissu va entrainer doucement la colonne et permettre d'arrondir le bas du dos (« décambrer »), ce qui est en général très agréable pendant la grossesse.

MASSAGE AVEC DES BALLES DE TENNIS

On l'a dit, les tensions sont nombreuses avec les remaniements du corps durant la grossesse. Il est donc intéressant d'essayer de les relâcher avec des massages : le bébé bénéficie directement des hormones de bien-être générées par sa maman durant le massage, et de plus, toute tension diminuée est un potentiel souci en moins pour la libre croissance de l'utérus et la bonne mobilité des articulations.

Un massage très facile est permis grâce à des balles de tennis : vous êtes assise devant votre conjoint en lui tournant le dos, sur un ballon par exemple. Votre conjoint saisit une balle dans chaque main et les fait doucement rouler en petits cercles, sur votre dos ou ailleurs, de manière symétrique. Ce massage est à la fois très facile et très agréable. C'est donc une bonne idée de mettre ces deux balles dans votre sac d'accouchement : tout est possible, vous serez peut-être soulagée par les massages à un moment, entre les contractions, ou pendant celles-ci, toute la durée du travail, ou jamais, ce n'est pas prévisible, mais ce peut être un bon outil pour apporter la détente et le bien-être nécessaires durant le travail.

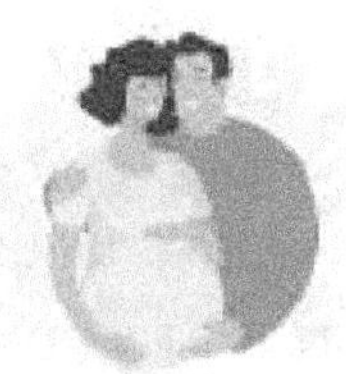

Le rôle du conjoint/ de la compagne/ de l'accompagnant

NB : dans tout l'ouvrage, quand je parle de « conjoint » par facilité, entendez par là la personne qui va vous accompagner pendant la naissance, que ce soit le futur père, la future mère, ou une personne de confiance que vous avez choisie.

Comme vous commencez à le découvrir au fil de cette lecture, vous les accompagnants avez de nombreux outils entre les mains. Vous pouvez participer au bien-être de votre compagne, et donc favoriser le bon déroulement de la grossesse et de l'accouchement. Vous pouvez également l'aider dans sa recherche d'outil adapté, et dans sa concentration et sa persévérance à l'utiliser et à chercher le soulagement. On l'a dit, vous êtes la bouée de sauvetage en cas de panique et de perte de confiance de la femme dans ses capacités à mettre au monde. Remettre en place autant de fois que nécessaire, de façon ferme et douce, la respiration de la bougie, sera une aide précieuse et indispensable pour votre compagne durant le travail.

Quand on aborde le lien avec le conjoint pendant l'accouchement, les patientes s'amusent souvent du cliché véhiculé sur le comportement à avoir. Elles s'imaginent l'insulter, lui faire mal… On peut bien sûr en rire, mais je vous déconseille vraiment d'envisager l'accouchement de la sorte. C'est le plus mauvais moment pour choisir de régler ses comptes. Mieux vaut en amont choisir une autre personne de confiance pour vous accompagner pendant la naissance. Souvenez-vous des hormones et des réactions du cerveau : en cas de colère, de disputes, de situations désagréables, les hormones de stress vont parasiter le bon déroulement du travail. Pour accoucher, nous avons besoin d'amour et de sécurité, message véhiculé dans le corps par l'ocytocine, grand moteur de l'accouchement. (Sans parler du fait que vous allez vivre un moment unique de votre vie, marquant l'arrivée de votre enfant dans votre famille.)

Les conjoints se sentent souvent inutiles en salle d'accouchement, car ils n'ont pas les moyens techniques pour accompagner le travail. Mais il y a erreur sur leur rôle. L'accompagnement technique, si mystérieux qu'il puisse paraitre, est le métier appris et pratiqué par les sages-femmes. Je ressens la même admiration face à tant de connaissances quand le garagiste répare ma voiture. Ces compétences sont le fruit d'un apprentissage et de l'expérience, on n'attend pas des conjoints qu'ils mettent une perfusion, suivent la dilatation du col et prennent les mesures médicales appropriées.

Le rôle du conjoint n'est pas moindre, loin de là, je dirai même que sa présence (ou celle d'un accompagnant de confiance) n'a pas de prix, et ne s'apprend pas à l'école. Ce que va apporter un accompagnant à une femme en train d'accoucher, c'est sa confiance (en elle, ses capacités, celles du bébé, en la vie), son amour, le partage de cet évènement formidable, la protection (tel un gardien à l'entrée de sa bulle de bien-être, qui protège ses limites et interagit avec l'extérieur au maximum à sa place pour lui éviter d'en sortir trop fréquemment), … Si l'on repense à

LES OUTILS INDISPENSABLES A LA NAISSANCE : Respiration et Détente

l'image des gazelles et des lions, c'est grâce à un accompagnant présent que Dame gazelle pourra se sentir en sécurité, et donc autoriser à son corps un relâchement complet, facilitant la naissance. L'accompagnant, c'est un peu la corde de sécurité qui autorise à complètement le lâcher prise durant l'accouchement, et donc à réunir toutes les chances de son côté.

Pour atteindre l'état de relâchement dont on parle souvent en disant « il faut lâcher prise », voilà comment vous pouvez procéder concrètement. Imaginez les danses de salon, les danses à deux, par exemple le rock. D'un commun accord, il est convenu que l'homme guide la danse. Si la femme essaie quand même de choisir ses figures, il va y avoir des accrochages, et cela nécessitera un temps d'adaptation des deux côtés à chaque mouvement. Pour une harmonie complète, la femme doit garder un relâchement dans son corps pour être capable de suivre le mouvement inculqué par le partenaire, et « onduler » sous sa guidance. Durant le travail, si l'homme est contenant physiquement, il sera assez proche pour sentir les variations ressenties par sa compagne, savoir (sous les conseils de celle-ci) comment réagir et que faire à quel moment, et pourra bercer sa compagne. Celle-ci, pour en profiter au mieux, devra se « ramollir » complètement, pour que son corps suive les mouvements donnés. Elle pourra alors cumuler les bénéfices du mouvement du bassin, du relâchement, et du bien-être prodigué par ce long câlin. En effet, grâce à l'action des hormones opposées à celles du stress qui bloquent les contractions, les hormones sécrétées par l'amour, le toucher, le câlin,... (Particulièrement l'ocytocine) contribueront à faciliter le travail et à augmenter le seuil de douleur, pour avoir moins mal. Cela permettra également de vraiment vivre l'accouchement à deux, d'inclure le futur papa en lui donnant les clés d'une technique très efficace. La proximité et l'harmonie mise en place

LES OUTILS INDISPENSABLES A LA NAISSANCE : Respiration et Détente

permettront également à votre conjoint de réagir tout de suite s'il sent que vous commencez à vous bloquer, et il vous fera recommencer la respiration profonde au plus vite, en douceur.

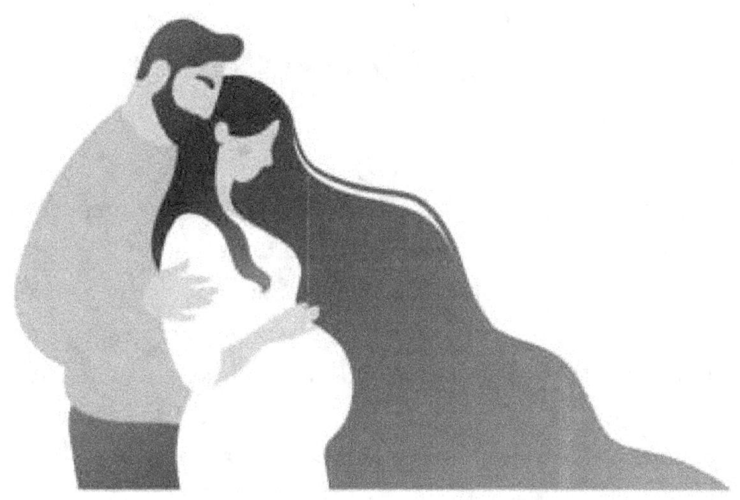

LES OUTILS INDISPENSABLES A LA NAISSANCE : Respiration et Détente

L'essentiel de la Séance 1

S'il n'y avait qu'une chose à retenir de cette séance, ce serait la mise ne place d'une respiration profonde durant les contractions du travail. Accepter les contractions, indispensables pour accoucher, les laisser faire leur travail en émettant le moins de résistance possible dans votre corps, en se concentrant sur une respiration profonde et un cadre sécurisant dont votre accompagnant serait le gardien de confiance.

SUITE DU PROGRAMME

Les bases posées dans cette première séance appellent une suite. Dans la séance 2, nous allons aborder dans le détail l'intérêt de la mobilité pendant le travail. Comment bouger, pourquoi, quand ? Comment faire avec une péridurale, est-ce nécessaire ? Nous aborderons ensuite dans la séance 3 les motifs pour se rendre en salle d'accouchements, la manière de reconnaitre le faux-travail, comment gérer le pré-travail pour mettre toutes les chances de son côté pour la suite… Dans la séance 4, nous parlerons du déroulement du travail, étape par étape, et aborderons notamment la question cruciale de la péridurale. Lors de la séance 5, nous concentrerons nos efforts sur la poussée : mécanisme, techniques, positions… L'allaitement maternel et la compréhension des mécanismes en jeu pour ne pas tirer de fausse conclusion seront détaillés dans la séance 6. Nous finirons avec le post partum en séance 7, dernier sujet mais pas des moindres, de la naissance au retour à la maison, à la quête du mode d'emploi pour s'occuper d'un bébé …

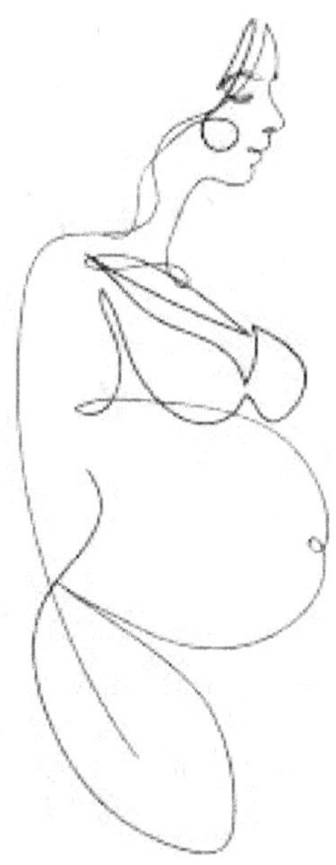

COLLECTION

Ma préparation à la naissance

SEANCE 1

Les outils indispensables à la naissance, respiration et détente

SEANCE 2

La mobilité durant le travail : comment réunir les meilleures conditions possibles pour l'accouchement ?

SEANCE 3

Quand partir à la maternité ? Débuts de travail : l'art de la patience

SEANCE 4

Tout connaitre sur le déroulement du travail, étape par étape

SEANCE 5

La poussée : « le sprint après le marathon »

LES OUTILS INDISPENSABLES A LA NAISSANCE : Respiration et Détente

SEANCE 6

Comprendre le mécanisme de l'allaitement maternel pour lui donner toutes ses chances

SEANCE 7

Le post partum : de la naissance aux débuts à la maison, qui a le mode d'emploi ?

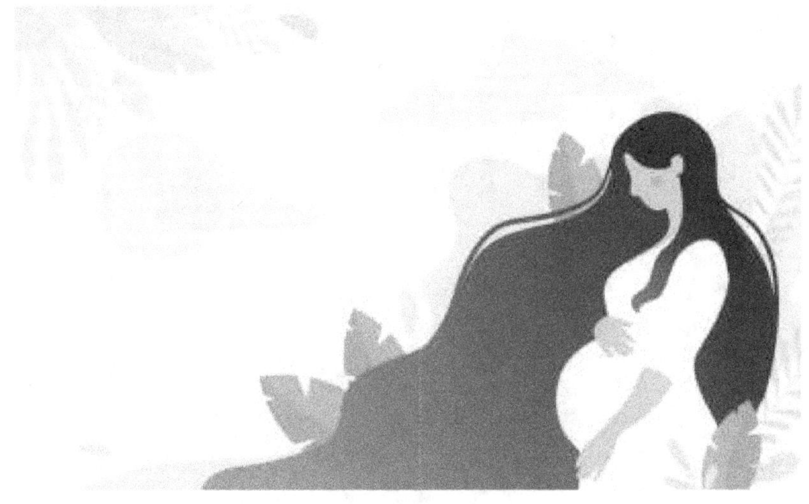

LES OUTILS INDISPENSABLES A LA NAISSANCE : Respiration et Détente

www.ingramcontent.com/pod-product-compliance
Lightning Source LLC
Chambersburg PA
CBHW070053260726
48658CB00002B/871